EAUX SULFUREUSES

DE BILAZAIS

PAR

Le docteur DE MORINEAU,
De Poitiers.

MÉMOIRE LU A LA SOCIÉTÉ DE MÉDECINE, DANS LES SÉANCES DE JUIN ET AOUT 1850.

(*Extrait des Bulletins.*)

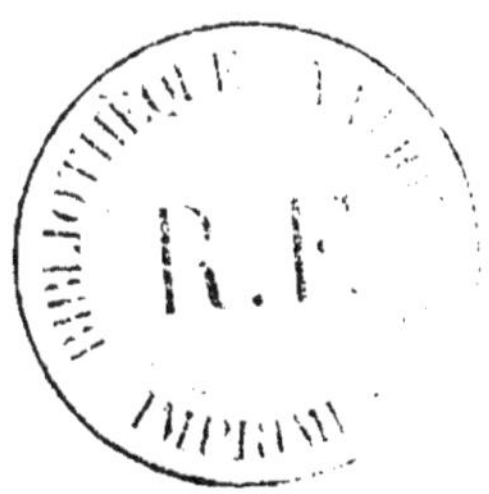

Prix : 1 fr. 50 c.

POITIERS,
IMPRIMERIE DE A. DUPRÉ,
RUE DE LA MAIRIE, 10.

1850.

EAUX SULFUREUSES

DE BILAZAIS.

PAR

Le docteur DE MORINEAU,
De Poitiers.

Bilazais est un petit bourg du département des Deux-Sèvres, à 12 kilomètres par l'ouest de Thouars, à 16 de Loudun, 40 de Bressuire, 44 de Saumur, et 60 de Poitiers.

Le terrain où sourdent les fontaines est un calcaire oolitique inférieur ; elles se trouvent situées sur le versant est de la colline qui sépare la vallée du Thouet de celle de la Dive, le département des Deux-Sèvres du département de la Vienne, à 3 kilomètres d'Oyron. On arrive à Bilazais par un chemin en rampe d'une pente assez douce.

Les eaux de Bilazais ne paraissent point dues à un accident géologique ; elles émergent par le fait d'un escarpement de terrain dans une couche de sous-sol qui, sur une étendue de plus de 200 mètres, a été reconnue identique en tous points, et pour la nature de la couche en elle-même (grès vert) et pour celle des eaux qu'elle renferme, mais dont les bassins ne reçoivent aujourd'hui le produit que sur une longueur de 30 mètres au plus.

Ces eaux ne sont guère connues dans le monde médical que depuis quatre-vingts ou quatre-vingt dix ans, et les premières notions exactes que nous possédions sur ce sujet sont dues à Linacier, de Chinon, qui en fut nommé inspecteur, et à Raulin, qui en parle fort longuement dans son Traité des eaux du royaume (1).

Les bassins sont au nombre de trois : l'un supérieur est renfermé de murailles et complétement isolé ; les deux autres, situés à quelques mètres plus bas, et de grandeur inégale, sont contigus et séparés par une petite muraille à fleur d'eau ; le plus grand, qui est le plus éloigné du bassin supérieur, sert de lavoir ; il est alimenté en grande partie par les deux autres. C'est là qu'on prend l'eau pour les bains.

(1) Guignon de la Chaud, médecin du roi, nous a laissé également des renseignements qui ne doivent pas être passés sous silence ; il en avait déjà fait l'analyse en 1775. Dans une lettre que l'on trouve dans le Recueil des annales et affiches du Poitou (14 août 1775), il dit, en parlant de ces eaux : « Cette source est un trésor pour l'humanité par sa combinaison d'un *soufre volatil* (hydrogène sulfuré), et d'une terre alcaline qui constituent le véritable foie de soufre (les anciens appelaient ainsi tous les sulfures), se manifestant en faisant l'encre sympathique, en altérant les métaux blancs, soit en jaune, et plus souvent en noir, donnant une odeur nauséabonde comme d'œufs couvés, etc. » Après avoir mentionné également la présence de la magnésie et de plusieurs autres substances, il termine en disant que les eaux sortent de leur source avec tous les principes ci-dessus dénommés, mais *non combinés*.

Ce travail de sulfuration se fait dans le réservoir même, ainsi que dans des bouteilles bien bouchées, comme l'expérience l'a démontré.

Ces eaux répandent au loin une odeur sulfureuse qui impressionne vivement l'odorat. Les linges qu'on y a trempés la conservent longtemps encore, même étant secs. — Leur goût est peu agréable; elles sont fades et douceâtres, se rapprochant beaucoup de celles de Bonnes. Leur température est de 16 à 18 degrés Réaumur; elles gèlent très-difficilement en hiver (1).

On dit dans le pays que c'est l'instinct de quelques animaux, atteints de maladies cutanées, qui s'y rendaient d'eux-mêmes, qui aurait mis sur la voie et aurait engagé les médecins à en faire l'essai sur l'homme malade. Raulin rapporte qu'en 1740 il régna, dans les environs, une épidémie qui fit beaucoup de ravages, et que Bilazais seul fut épargné. Les habitants ont toujours cru que c'était à la vertu de leurs fontaines qu'ils devaient d'avoir été préservés de la contagion. — Que ce soit préjugé ou non, cette opinion n'a rien de si déraisonnable en elle-même. Les vapeurs qui s'élèvent d'une fontaine minérale, pour se mêler à l'air ambiant, peuvent bien, dans certaines circonstances, neutraliser des miasmes délétères ou contagieux, surtout quand l'eau qui fournit ces vapeurs renferme, comme celle de Bilazais, des sulfures. C'est peut-être cet air ainsi modifié qui préserve les enfants pauvres de cette localité de toutes ces teignes, gerçures, croûtes laiteuses, etc., si ordinaires dans le premier âge; privilége que les parents attribuent à l'usage des linges qu'ils ont soin de laver dans l'eau de l'un des bassins.

(1) Un phénomène extraordinaire, et qui, bien qu'inexpliqué jusqu'ici, ne doit pas être passé sous silence, c'est celui qui a trait à la couleur de ces eaux : sous diverses influences météorologiques, elles changent de couleur; elles deviennent quelquefois rouges, comme briquetées; dans ce cas, leur énergie paraît plus grande.

Le fait est qu'autrefois ces eaux jouissaient d'une grande réputation, et de hauts personnages s'y rendaient de différentes contrées.

En 1775, M. de Blossac, alors intendant du Poitou, avait fait commencer des travaux assez importants, et il paraît que cet administrateur, dont le souvenir est resté si justement populaire dans cette province, avait, sur les fontaines de Bilazais, d'assez vastes projets : il était question à cette époque d'y créer un établissement militaire; déjà on avait étudié avec soin la nature, les propriétés et l'abondance de ces eaux; mais, par suite de travaux imprudemment conduits, deux courants d'eau commune étant venus se faire jour dans les bassins, les fontaines perdirent tout à coup de leur force et leurs propriétés furent changées (1).

Cette circonstance a été mentionnée par Linacier (2), et rapportée, trente ans plus tard, par le citoyen Fribault, médecin à Airvault, dans un Mémoire adressé au ministre de l'intérieur, à la date du 15 vendémiaire an VII. Dans ce travail, très-court du reste, il est dit que les sources d'eau commune ouvertes par mégarde dans le bassin principal ont été completement fermées par les matériaux et les décombres qui y ont été renversés; qu'elles ont cessé de couler parce que de nouveaux sédiments se sont formés et déposés au fond des bassins; enfin, que depuis plusieurs années déjà les eaux sulfureuses ont repris tous leurs caractères et leurs proprié-

(1) C'est le souvenir traditionnel de ce fait, plus ou moins tronqué, qui a donné naissance à une fausse croyance aujourd'hui assez répandue, que les vertus des eaux de Bilazais tiennent à l'existence du lavoir qui s'y trouve.

(2) Voyez le Recueil des affiches et annonces du Poitou, par Jouineau des Loges, année 1776, lettre du 29 avril.

tés premières. —L'auteur terminait en faisant ressortir très-judicieusement les avantages que la république pouvait tirer de la proximité de l'hospice d'Oyron pour y fonder une ou plusieurs salles à l'usage des départements voisins et des garnisons de l'Ouest.

Mais, à cette époque, la France sortait à peine de ses convulsions politiques; son gouvernement n'était guère en position de fonder des institutions de ce genre ; du reste, les éléments de la guerre civile étaient loin d'être éteints chez nous, et Bilazais était trop rapproché de la Vendée militaire pour attirer les baigneurs, d'ordinaire assez pacifiques.

Depuis cette époque (1775), on ne s'est plus occupé de ces eaux, du moins d'une manière sérieuse, et l'on n'a rien fait ou presque rien pour leur conservation ou leur amélioration (1).

Ce qui contribue peu à attirer les buveurs étrangers, et ce qui jusqu'ici a entretenu peut-être l'incurie de l'autorité, c'est le voisinage du lavoir et l'importance qu'on y rattache. Dans tous les environs, l'on dit, et l'on croit en effet que si l'on cessait de laver dans l'un des bassins, les eaux de Bilazais n'auraient plus les mêmes vertus. Les vieillards, parmi les bons habitants de cette contrée, vous disent qu'avant la première révolution (celle de 89), l'autorité avait défendu d'y laver, mais qu'elle a bien été obligée de le permettre plus tard pour rendre aux fontaines les qualités curatives qu'elles avaient perdues..... Comme nous savons que toute croyance populaire trouve sa raison d'être dans un fait bien ou mal observé, bien ou mal interprété, nous avons voulu remonter à la source de celle-ci, et toutes nos recherches nous ont conduit à constater une simple coïnci-

(1) Aussi ces sources se sont amoindries, et les bassins ne reçoivent plus que 45 à 46 hectolitres par jour ; mais cette quantité pourrait être facilement sextuplée et portée à 270 ou 280.

dence : l'ordonnance de M. l'intendant touchant la police et l'aménagement des eaux, et le mélange dont nous avons parlé des deux courants d'eau pluviale avec l'eau sulfureuse. Ainsi, pour expliquer l'affaiblissement des eaux de Bilazais, il n'était pas besoin de chercher plus loin et de faire intervenir le lavoir et le linge des bonnes femmes du village (1). Mais l'invraisemblance flatte bien plus l'esprit des masses que la vérité toute nue et le simple bon sens. D'ailleurs les habitants de ces contrées s'étaient crus froissés

(1) Voici la copie de ce document officiel, que nous avons eu entre les mains :

« Sur les représentations de MM. Linacier et de la Chaud, médecins du roi, intendant et directeur de ces eaux, que les effets salutaires dont elles sont susceptibles se multiplient de jour en jour, et que la consommation qu'il est nécessaire d'en faire pour la guérison des malades est augmentée au point qu'il leur devient impossible de satisfaire les besoins de ces différents malades... si on ne prend incessamment des mesures nécessaires, tant pour empêcher les abus qui tendent à en troubler la source, que pour empêcher aussi les enlèvements trop considérables que certaines personnes se permettent d'en faire, sans des motifs de nécessité reconnue, etc... et vu sur ce la déclaration du roi du 25 avril 1772, et l'arrêt du conseil du 1er avril 1774, M. l'intendant de Poitiers, par ordonnance du 25 septembre 1775, a ordonné que les voituriers qui se chargeraient desdites eaux seront tenus, avant leur départ, de se faire remettre par lesdits sieurs intendant et directeur, ou par celui qui sera préposé pour garder lesdites eaux, un certificat de la quantité et qualité qui leur en sera délivrée, ainsi que du jour de la délivrance, et observeront en outre les formalités prescrites par les règlements cités, à peine, etc.

» Défense à toutes personnes d'enlever ou faire enlever lesdites eaux à pleines barriques, sans en avoir préalablement obtenu la permission desdits sieurs intendant ou directeur; de laver du linge dans les bassins de la fontaine, d'y faire boire ou plonger des animaux malades ou autres, et généralement de rien faire qui puisse troubler la source des eaux, nuire et préjudicier à leur efficacité, à peine, etc. A quoi lesdits sieurs intendant et directeur, le sieur subdélégué de l'intendance à Thouars et le syndic du lieu, sont chargés de veiller, et de rendre compte des contraventions. »

par cette ordonnance, surtout les ménagères, qui déclarèrent solennellement que c'était le lavoir seul qui rendait les eaux *si bonnes pour les différentes maladies.*

Cette opinion fut d'autant mieux adoptée qu'elle caressait des intérêts ou plutôt des habitudes. Encore aujourd'hui, malgré les expériences faites tout récemment sur les lieux mêmes par une commission officielle, cette erreur est enracinée dans plusieurs grosses têtes du pays.

Ce fut sous l'empire de cette prévention qu'en 1827 ou 1828, l'Académie reçut des documents, et qu'elle rédigea un rapport qui dut être envoyé au ministre (1).

(1) Nous avons su que les personnes chargées de faire à l'Académie l'envoi des échantillons d'eau avaient eu la précaution, croyant bien faire, de laisser filtrer l'eau étiquetée *avant le lavoir.* C'était une faute grave, car l'on sait que par la filtration l'eau perd en grande partie les gaz qu'elle renferme. Aussi M. Henri, qui présidait à l'analyse avec ce talent et cette exactitude qui n'appartenaient qu'à lui, n'a trouvé de gaz sulfhydrique que dans les bouteilles portant pour étiquette : *Eau du lavoir.*

Voici, du reste, les résultats de cette analyse sur un kil. de liquide :

1 kil. d'eau du lavoir. (Bassin Inférieur.) Après.	
Azote,	quant. ind.
Acide carbonique libre et hydrogène sulfuré libre,	quant. ind.
Bicarbonate de chaux,	0,430
Id. de magnésie,	0,024
Id. de soude anhydre,	0,207
Chlorure de sodium,	0,167
Chlorure de magnésium,	traces
Sulfure de sodium,	0,063
Id. de calcium,	0,039
Sulfate et phosphate de soude,	traces
Sulfure de fer,	quant. ind.
Sulfate de chaux,	0,050
Silice et alumine,	0,120
Et une matière organique de nat. albumineuse,	0,200
	1,300

Avant le lavoir. (Bassin supérieur, dont l'eau avait été filtrée à travers du sable.)	
Acide carbonique libre,	traces
Bicarbonate de chaux,	0,263
Id. de magnésie,	0,021
Sulfate de chaux,	0,280
Id. de magnésie,	0,067
Id. de soude,	0,097
Chlorure de sodium,	0,165
Id. de magnésium,	0,030
Proto-carbonate de fer,	0,020
Silice et alumine,	0,080
Matière organique brune,	traces
	1,016

Pourtant ce rapport est loin d'infirmer les propriétés thérapeutiques de nos eaux, puisqu'il dit « qu'elles pourraient être facilement améliorées plus tard par d'autres moyens moins repoussants, et un jour mériter une attention particulière; » mais pas moins il déclare qu'elles sont sulfureuses à cause de leur mélange avec celles du lavoir.— MM. Patissier et Boutron-Charlard, dans leur Manuel de 1837, ont reproduit cette opinion. Il n'en pouvait être autrement.

Néanmoins, malgré l'abandon, malgré la malpropreté (1) des fontaines, et le peu de soin que les autorités locales en prenaient, en 1820 elles redevenaient en faveur dans les alentours. Ainsi on y comptait alors 20 buveurs étrangers; l'année suivante, 40 à 45, et en 1822 il y en avait eu de 50 à 60. L'eau exportée à Thouars, à Loudun, à Saumur et dans les autres localités voisines, s'élevait déjà à 200 hectolitres environ.

Cet état de choses se maintenait encore en 1827 et 1828, et certes, si nous ne savions déjà à quoi nous en tenir sur leur efficacité, cette ténacité des buveurs qui y retournaient quand même suffirait pour nous donner une idée avantageuse des eaux qui avaient le privilége de solliciter ainsi leur constance. Mais, pendant la saison de 1828, des événements funestes vinrent jeter l'effroi parmi les buveurs, trois personnes étant mortes par suite de l'abus qu'elles en avaient fait.

Il n'en fallait pas autant, on le conçoit, avec le rapport

(1) Plus d'une fois le préfet des Deux-Sèvres a reçu des plaintes de la part des baigneurs à cette occasion. — Il est arrivé souvent que des habitants de la campagne, par mesure d'économie, ont converti, en s'y baignant, les bassins en autant de piscines, afin de guérir plus vite de leurs maux.

de l'Académie, pour faire de nouveau déserter les eaux de Bilazais, déjà si peu attrayantes par elles-mêmes. On accusa le remède du mal qu'avait causé l'imprudence de ceux qui en avaient fait si mauvais usage, tandis que *ces effets* si remarquables étaient *une révélation* de tout le bien que pouvait produire ces eaux employées avec intelligence et discrétion.

Quelles conséquences en effet eût-il fallu tirer des événements malheureux de 1828 ? Tout simplement celles-ci : que les eaux de Bilazais jouissaient de propriétés très-actives, et qu'elles étaient loin de ressembler à celles qui se trouvent dans certains établissements, et dont il est dit tous les jours : *que si elles ne font pas de bien, elles ne font pas de mal.*

Que fallait-il faire ? Étudier leur nature et leurs effets sur l'homme sain et sur l'homme malade ; coordonner les faits, tenir un compte sévère des conditions favorables ou défavorables à leur emploi ; tirer des corollaires ou conséquences logiques, afin de savoir prescrire ces eaux ou les défendre à propos. C'est là le but que nous avons tâché d'atteindre, et depuis quelque temps les buveurs qui y reviennent tous les ans reconnaissent que nos eaux ne sont pas seules coupables du mal qu'elles ont pu faire.

Aujourd'hui, et en cela nous sommes d'accord avec tous les hommes qui s'en sont occupés sérieusement, nous sommes intimement convaincu de ce fait : autant les eaux de Bilazais sont dangereuses prises inconsidérément, autant elles sont précieuses quand elles sont indiquées et administrées à propos. Elles offrent cela de commun, du reste, avec nos médicaments les plus héroïques, l'émétique, l'opium, la strichnine, etc.

Malheureusement il y a encore beaucoup de médecins,

instruits du reste, qui placent toutes les eaux minérales sur la même ligne : aussi ont-ils l'habitude d'en laisser le choix à leurs malades; et l'on comprend toute la gravité d'une semblable erreur ; elle a eu plus d'une fois des conséquences fâcheuses. Il n'est pas un médecin spécial qui se soit occupé d'eaux minérales, qui ne partage notre opinion à cet égard.

Il existe encore une autre croyance, mais dans le monde seulement, et qui n'est pas moins erronée; c'est que les eaux thermales ont des propriétés curatives bien plus grandes que les eaux minérales froides, et qu'elles conservent leur chaleur bien plus longtemps que celles-ci, tout égal d'ailleurs quant au degré de température. Plusieurs écrivains, trouvant plus commode d'accepter une opinion toute faite que de s'en former une d'après les faits, c'est-à-dire l'expérimentation, n'ont pas peu contribué à propager cette erreur. L'amour du merveilleux a pu seul faire admettre une idée si peu en rapport avec la vérité et les lois générales de la physique. Sans parler des expériences auxquelles nous avons pu nous livrer personnellement, nous pourrions invoquer l'autorité d'hommes plus haut placés. MM. Bertrand du Mont-d'Or et Longchamp ont prouvé par des faits authentiques que les eaux thermales et les eaux froides ordinaires mettent le même temps pour arriver à l'ébullition, tout égal quant au point de départ, et qu'elles mettent le même temps pour se refroidir. Quant à la prétendue facilité avec laquelle on supporte la chaleur de l'eau thermale, je crois que l'on s'est grandement exagéré les choses ; nous buvons tous les jours du bouillon, du lait, du café, etc., à des températures fort élevées.

Bien que froides, les eaux de Bilazais sont excitantes à un assez haut degré ; elles accélèrent les mouvements circulatoires, et stimulent puissamment tout l'organisme en y déterminant un certain mouvement du centre vers la périphérie. Aussi leur action se fait-elle sentir spécialement sur la peau (1).

Il n'est pas rare aussi de les voir exciter l'action des reins et devenir diurétiques ; quelquefois leur action se fait sentir sur les organes digestifs. Si ce petit mouvement fébrile artificiel est fort salutaire en certains cas, il faut le dire, il deviendrait dangereux s'il prenait trop de développement.

C'est pourquoi il est nécessaire de temps en temps de suspendre leur administration durant le traitement, et pour les sujets irritables, il faut presque toujours les couper et les affaiblir.

Ces eaux conviennent principalement dans les dermatoses, les affections scrofuleuses et les rhumatismes chroniques. Elles sont efficaces encore dans quelques cas d'obstructions ou engorgements indolents des viscères, la chlorose, etc. ; et elles réussissent d'autant mieux que ces maladies sont plus anciennes et dépourvues d'inflammation, qu'elles existent chez des individus lymphatiques, peu irritables, à fibre molle, et dont les forces vitales sont languissantes. Les gens forts, robustes, à tempérament sanguin, irritables, s'en trouvent ordinairement moins bien, et quelquefois ne peuvent pas les supporter, ou du moins doivent user de plus de circonspection dans leur usage. Ces eaux peuvent, dans une foule de circonstances, remplacer celles de Baréges : on les fait chauffer pour les bains. Affaiblies, elles conviennent dans l'inertie des voies digestives et quelques fièvres intermittentes opiniâtres.

(1) Très-souvent en effet les maladies pour lesquelles on les prend semblent d'abord se raviver ; mais cette recrudescence n'est que momentanée, bientôt elle fait place à un sentiment de bien être remarquable.

Ce que nous venons de dire des propriétés de ces eaux est le résultat de l'analyse clinique la plus sévère. Mais il ne nous suffisait pas de savoir que cette contrée recélait là un trésor. Le fait semblait ignoré de l'autorité elle-même, et nous tenions essentiellement à ce que la vérité pût se faire jour. Enfin, sur notre demande réitérée, et surtout sur l'avis du conseil général, d'accord en cela avec le conseil d'arrondissement de Bressuire, une commission des eaux de Bilazais a été instituée par arrêté de M. le préfet des Deux-Sèvres au commencement de 1846 (1). Elle était chargée de recueillir des documents précis sur l'abondance des sources et leurs propriétés, et surtout de reconnaître le parti qu'en pourrait tirer le département tant dans son intérêt que dans celui de l'hygiène publique.

Plusieurs fois elle s'est transportée sur les lieux, et tous ses travaux n'ont fait que confirmer ou corroborer les documents déjà fournis par plusieurs hommes sérieux, ceux entre autres que l'on trouve dans un mémoire sur la statistique des Deux-Sèvres, adressé par le préfet Dupin au ministre de l'intérieur, en l'an IX de la première république.

Ainsi, après avoir reconnu l'état des lieux, la nature et la composition des eaux, soit au moment de leur sortie du sol, soit après leur séjour dans les différents bassins; après avoir observé les causes qui pouvaient y opérer des modifications, la commission, au moyen de puisards creusés avec soin, a pu constater, dans les terrains voisins, l'existence de plusieurs filets d'eau de même nature, et susceptibles alors d'y être réunis avec succès.

(1) Cette commission était composée de MM. Malapert, pharmacien, professeur de chimie à Poitiers; Gaudin, ingénieur des mines à Nantes; Segretain, architecte du département des Deux-Sèvres, et de nous-même, comme médecin-inspecteur.

Deux de ses membres, MM. Baudin et Malapert, furent chargés de faire séparément, l'un à Nantes, l'autre à Poitiers, l'analyse *qualitative* et *comparative* de l'eau de deux puits, le plus éloigné et le plus rapproché. Voici du reste les résultats obtenus en 1846 :

Recherches de M. Malapert.

Nature des substances trouvées.	Fontaine ancienne (bassin des buveurs), à l'air depuis un certain temps.	Premier Puits.	Second Puits.
Acide carbonique.	Quantité très-notable.	Un peu moins.	Plus qu'au premier puits.
Bicarbonates.	Quantité notable.	Comme à la fontaine.	Comme à la fontaine.
Sulfates.	Un peu.	Davantage.	Comme à la fontaine.
Chlorures.	Quantité notable.	Comme à la fontaine.	Comme à la fontaine.
Chaux.	Quantité notable.	Plus que dans la fontaine.	Comme à la fontaine.
Magnésie.	Quantité peu appréciable.	Quantité très-sensible.	Quantité peu appréciable.
Fer.	Un peu.	Comme à la fontaine.	Comme à la fontaine.
Soufre à l'état d'acide sulfhydrique.	Traces sensibles	Comme à la fontaine.	Comme à la fontaine.
Sulfures.	Un peu.	Pas du tout.	Très-peu.

Recherches de M. Baudin sur un litre d'eau.

Hydrogène sulfuré.	Simples traces.	Simples traces.	Simples traces.
Acide sulfurique.	0,154.	0,148.	0,080.
Matières fixes calcinées.	0460.	1,860.	0,420.

Comme on le voit, malgré la différence des méthodes employées, les résultats obtenus par ces deux chimistes sont les mêmes, en ce qu'ils ont démontré que les eaux des puits étaient semblables à celles des fontaines connues expérimentées comparativement.

La commission, qui avait à cœur de remplir son mandat dans tous ses détails, n'a pas voulu s'en tenir là. Le 20 juillet 1847, elle s'est encore transportée sur les lieux pour constater plus régulièrement le degré de sulfuration de l'eau des différents bassins, et voici les nouveaux résultats obtenus :

		Acide sulfhydrique.
Pour chaque litre d'eau	Du bassin supérieur, dit des buveurs,	0 lit. 003 ou 3 c. cubes.
	De la tête du lavoir,	0,000 720 ou 720 mil. cu.
	Du lavoir lui-même.	0,012 ou 12 cent. cubes.

L'eau des puits a aussi présenté des traces d'acide sulfhydrique, mais on n'en a pas calculé les proportions.

Ces différences dans les proportions d'acide sulfhydrique tiennent à ce que l'eau du bassin supérieur, en filtrant à travers les terres et une muraille, abandonne tout ou partie de son gaz ; mais, arrivée dans le lavoir, elle contient encore une grande quantité de sulfate : ces sels sont décomposés par les matières organiques avec lesquelles ils séjournent ; de là une forte proportion de nouveau gaz sulfhydrique. Aussi la commission des eaux de Bilazais, adoptant cette théorie, avait-elle pensé que ce qu'il y avait de mieux à faire, ce serait de creuser un canal de captation au moyen duquel toutes les eaux des puisards pourraient être réunies dans un réservoir commun, sans filtrer à travers les terres, et par conséquent sans déperdition si considérable du gaz sulfhydrique (1).

(1) Ce travail présente bien peu de difficultés, car le niveau de la

Ces eaux se trouvent dans les mêmes conditions que celles d'Enghien ; seulement elles ont plus d'énergie (1). Telles que les recèle le sol, elles renferment les éléments de la sulfuration qui les rend efficaces, c'est-à-dire le soufre, qui n'y est guère qu'à l'état de sulfate, et dont la transformation ne se fait qu'après plusieurs heures de séjour dans des bassins découverts, en contact avec la chaleur, la lumière et aussi des matières organiques.

Ces conditions de transformation peuvent s'obtenir très-facilement, indépendamment des chances de malpropreté que présentent les fontaines actuelles. Toute répugnance cesserait avec la cause qui la produit, et par suite les eaux attireraient un plus grand nombre de malades, et rendraient de plus grands services, en même temps qu'elles acquerraient plus de pureté et de qualité.

Un projet élaboré dans ce sens par la commission a été soumis au conseil général des Deux-Sèvres à la session de

nappe d'eau qui alimente les bassins est, dans une étendue de près de 200 mètres, supérieur d'un mètre à celui des bassins actuels. Déjà nous avions soumis ce projet dans un mémoire au préfet des Deux-Sèvres, en date du 5 mai 1844.

(1) Quoi qu'on en ait dit, les eaux d'Enghien ne contiennent point le soufre à l'état d'hydrosulfate. Comme à Bilazais, la transformation ne s'en fait qu'après sa sortie du sol, à la faveur de son contact avec des matières organiques. De plus, à Enghien, on a la précaution de recevoir l'eau dans des cuves de bois hermétiquement fermées, où, chauffée pour les bains, elle se sulfure encore davantage. Ce fait chimique peut bien être ignoré par les directeurs eux-mêmes, mais pas moins il existe. — Les eaux de Bilazais, qui sont par leur composition beaucoup plus riches, n'ont même pas besoin de toutes ces précautions, comme on le verra par la suite. Renfermées dans des bouteilles bien bouchées et exposées au soleil, elles se sulfurent.

1847. L'administration départementale, après en avoir pris connaissance, lui avait donné son approbation et avait promis d'y consacrer ses premiers fonds disponibles; mais, depuis cette époque, ses finances ne sont pas devenues dans un état bien prospère, et si le gouvernement ne prend l'initiative, Bilazais court risque de rester encore longtemps dans l'oubli.

Si pourtant l'on songe à l'usage où sont les départements voisins d'envoyer tous les ans quelques indigents prendre au loin des eaux sulfureuses dont l'efficacité est annulée quelquefois par les fatigues de la route, on comprendra de suite l'avantage qu'ils pourraient tirer du voisinage de Bilazais, puisque, sans augmentation de dépenses, ils doubleraient facilement les secours accordés. — Que si l'on considère la fréquence des rhumatismes et des maladies cutanées chez les gens du peuple, qui dans un but d'économie ont recours quelquefois à des moyens énergiques et souvent dangereux; que si l'on songe aux dépenses qu'entraînent toujours ces mêmes maladies dans les hôpitaux, quand elles atteignent les militaires, on verra clairement que tout se réunit pour appeler sérieusement l'attention de l'État sur cette question : s'il existait là un établissement militaire, nos soldats des départements de l'Ouest et du centre de la France ne seraient pas obligés à des déplacements si fatigants pour eux et si onéreux pour le trésor, car l'hospice d'Oyron est assez vaste pour recevoir facilement 400 lits. Tout ceci est d'une évidence palpable, et n'a besoin ni de démonstration ni de commentaire. Aussi, nous abstenant de toute réflexion nouvelle à cet égard, nous terminerons ce travail par le récit succinct de quelques faits cliniques d'où il sera facile de déduire des conséquences pratiques au point de vue médical.

§ Ier.

Suivant l'expression du docteur Bertrand, nous allons donc présenter les eaux de Bilazais en action. Ces faits, nous n'avons pas voulu les tirer exclusivement de nos observations particulières, dans la crainte de soulever quelques défiances chez des esprits prévenus; nous les avons puisés à plusieurs sources différentes, mais toujours parfaitement sûres.

Dans le Traité de Raulin, nous voyons que, dès 1772, on faisait un usage suivi des eaux de Bilazais dans différentes maladies, même les plus opiniâtres et les plus invétérées. Par exemple, nous avons lu les neuf observations suivantes, qui naturellement doivent trouver place ici.

1re ET 2e OBSERVATIONS. — *Dartres crustacées. — Ulcères. — Guérison.* — Un particulier du bourg d'Oyron était, depuis trois ans, couvert de dartres crustacées qui avaient résisté à tous les remèdes tentés pour en obtenir la guérison; un chirurgien distingué de l'endroit, M. Dubois, lui fit prendre les eaux à l'intérieur et à l'extérieur. Après cinq semaines de traitement, la guérison était complète.

A la même époque, M. Dubois guérissait son propre fils, avec les eaux de Bilazais, d'ulcérations qu'il portait aux jambes et aux cuisses.

3e OBS. — *Dartre humide. — Guérison.* — Une dame de cinquante ans avait, depuis plusieurs mois, la tête, le visage, le dos et la poitrine couverts de croûtes et de boutons dartreux suppurants, lorsqu'elle consulta Raulin; elle se plaignait alors de démangeaisons insupportables qui lui ôtaient l'appétit et le sommeil. Par des moyens calmants, des boissons rafraîchissantes et tous les autres remèdes employés en pareil cas, on avait bien un peu diminué le mal, mais il persistait toujours, et s'exaspérait quelquefois, lorsque, l'année suivante, après avoir été convenablement purgée, la malade fut mise à l'usage des eaux de Bilazais. — Dès le dixième jour de ce nouveau traitement, il existait une amélioration surprenante : les croûtes étaient tombées, les boutons disparus, et l'appétit était revenu ainsi que le sommeil. Cette dame continua les eaux encore une dizaine de jours, et la guérison fut complète.

4e OBS. — *Boutons dartreux.* — *Démangeaisons.* — *Guérison.* — Une autre dame d'environ trente ans avait eu depuis sa naissance des démangeaisons presque continuelles sur tout le corps, et toujours des boutons dartreux. Ces boutons avaient tellement fait de progrès, et elle en souffrait tant, qu'elle en avait perdu l'appétit et le sommeil. Raulin lui conseilla (1774) l'eau de Bilazais coupée avec du lait; après quelques préparations, elle en commença l'usage dès les premiers jours de mai. Le 18 du même mois, cette malade lui écrivait qu'elle avait repris le sommeil, que son ventre était constamment libre, enfin qu'elle éprouvait une tranquillité dont elle n'avait pas joui depuis bien longtemps. — Le 10 juin suivant, la guérison paraissait complète.

5e OBS. — *Gonflement du bras.* — *Dartre répercutée.* — *Guérison.* — Un particulier avait répercuté imprudemment une dartre qui existait sur l'un des avant-bras : ce membre lui devint tellement gonflé et douloureux, qu'il en avait perdu l'usage. Linacier, de Chinon, le fit baigner dans l'eau de Bilazais, et recommanda d'appliquer sur la partie malade des cataplasmes de boue. — Au bout de quelques jours, le bras fut guéri.

6e et 7e OBS. — *Dartre.* — *Guérison.* — Un homme d'un tempérament délicat avait, depuis plusieurs mois, le dos et le bas-ventre couverts de croûtes dartreuses. Le même médecin Linacier lui fit boire pendant plusieurs jours de l'eau de Bilazais coupée avec du lait; il fit appliquer sur les croûtes des linges trempés dans la même eau, et en peu de temps le malade fut guéri.

Une jeune nourrice fut également traitée à la même époque par les mêmes moyens : déjà elle avait eu inutilement recours à beaucoup de remèdes. Une tisane amère et laxative, et l'application de linges trempés dans les eaux de Bilazais, la soulagèrent dans trois ou quatre jours, et sa guérison fut bientôt terminée par l'application de boues prises dans l'un des bassins. Elle avait aussi fait usage de l'eau à l'intérieur.

8e OBS. — *Enflure considérable d'un bras sans cause connue. — Guérison.* — Un habitant de Bilazais souffrait, depuis plusieurs jours, d'une enflure considérable de l'un des avant-bras : il le baigna trois ou quatre fois dans l'eau de la fontaine; après le bain, il l'enveloppait de linges mouillés de la même eau. Dès le commencement de ce traitement tout local, il y eut un mieux sensible, et, au bout de quatre jours, le malade put reprendre ses travaux habituels.

9e OBS. — *Plaie d'un mauvais aspect. — Guérison.* — Un autre paysan s'était fait une blessure profonde à la main avec le verre d'une bouteille, le 18 avril 1774 : le 22 du même mois, la plaie était encore béante et considérable. Le blessé se rendit à Bilazais, baigna sa main deux heures de suite dans l'eau de la source; dès le lendemain, il y eut du mieux, et, sous l'influence de ce traitement local, la guérison fut bientôt complète.

De pareils faits se présentent fréquemment dans le pays.

§ II.

Un journal fort important de l'époque, le Recueil des affiches et annonces du Poitou, contient aussi une foule de documents précieux sur le sujet qui nous occupe (1). Entre autres articles, on y lit une lettre datée de Thouars (24 mai 1775), dans laquelle il est fortement question des différentes cures opérées par ces eaux ; on y cite l'exemple d'un homme couvert d'ulcères de la tête aux pieds, qui venait de s'y guérir; puis d'un malheureux goutteux et lépreux qui s'en trouvait merveilleusement soulagé, etc. Il y est parlé également d'un enfant tout scrofuleux de l'hôpital de Thouars, qui, en arrivant à Bilazais, ne marchait qu'avec des béquilles, et qui les y avait laissées en partant.

A peu près à la même époque, le chevalier de F., grand amateur des beaux-arts, dans une lettre adressée à Jouineau des Loges, de Poitiers, après avoir parlé avec admiration d'une tête antique qu'il venait de découvrir dans les environs du château d'Oyron, dit que cette contrée possède, dans les fontaines de Bilazais, un trésor inappréciable, un des plus grands bienfaits de la nature. — Un intérêt tout personnel l'y avait attiré....

§ III.

Nous pourrions multiplier les citations; mais dans ce travail nous nous sommes tracé à nous-même des limites que

(1) *Voyez* les pages 131, 134, 139, 143, 145, 159, 161, 179, 187, 203, 211 et 213 de l'année 1775. — *Voyez* encore page 82 de l'année 1776.

nous ne voulons pas dépasser. Nous arrivons donc immédiatement au récit d'observations recueillies plus récemment ; elles ont été en grande partie relevées par nous-même ; celles qui nous sont étrangères, nous les tenons de médecins dignes de foi, qui ont bien voulu nous les communiquer. La plupart des sujets qui ont donné lieu à ces notes vivent encore, et habitent soit le département de la Vienne, soit le département des Deux-Sèvres.

10e ET 11e OBS. — *Dartres squammeuses.—Accidents inflammatoires. — Guérison.* — M. G., de Poitiers, ancien orfévre, était depuis plusieurs années tourmenté par une dartre squammeuse des plus intenses qui avait son siége sur les cuisses. Trois saisons passées à Bilazais (1827, 1828, 1829) ont suffi pour le guérir radicalement. — M. G. est d'un tempérament sanguin, et, la première année, ayant pris les eaux sans les précautions convenables et à des doses trop fortes, il avait été arrêté dans son traitement par une surexcitation de la muqueuse intestinale, des organes du bas-ventre et des reins. M. G. continue à jouir d'une santé remarquable pour un homme de 75 ou 76 ans.

A la même époque, le chevalier de B. était à Bilazais avec M. G. pour une maladie semblable. Conformément aux sages conseils qu'il en avait reçus, il avait eu le soin de se rafraîchir et de se purger avant que de se mettre en traitement. Deux saisons ont suffi pour lui obtenir une guérison radicale. Le chevalier de B. est mort il y a quelques années à peu près octogénaire.

12e OBS. — *Dartre peu ancienne. — Guérison.* — Mlle G., d'un tempérament sanguin, âgée de 58 à 60 ans, était atteinte d'une maladie de la peau qui occupait la région du cou, les oreilles, et gagnait la figure. Sur nos conseils, elle s'est rendue à Bilazais en 1844, et, après s'être soumise à quelques jours de régime préparatoire, elle a fait usage des eaux en boissons et en bains. L'effet en a été des plus heureux, et, bien qu'elle n'y soit pas retournée l'année suivante, sa guérison s'est maintenue jusqu'à ce jour (1). Il est bon de faire remarquer que, dès les premiers jours du traitement, la maladie de la peau avait augmenté et pris plus d'intensité et plus d'étendue. Il était donc survenu un suintement considérable, des démangeaisons insupportables; mais, à la fin de la saison, tout était rentré dans l'ordre, et trois mois après les eaux, il ne restait plus de traces du mal. Cette exaspération momentanée dans les symptômes se fait remarquer très-fréquemment dans les premiers jours du traitement.

15ᵉ OBS. — *Dartre chronique exempte d'inflammation. — Grande amélioration.* — Mme G., de Saintes, âgée d'environ 50 ans, d'un tempérament lymphatique, portait, depuis près de quatorze ans, des dartres sur les bras et les mains. Elle n'avait retiré aucun ou presque aucun soulagement des eaux des Pyrénées, lorsqu'elle se rendit en 1843 à Niort pour y suivre un traitement méthodique sous les yeux du docteur F. — A la fin de mai de la même année, elle vint à l'hospice d'Oyron prendre les eaux de Bilazais. Elle y a fait deux saisons consécutives, et en est partie, sinon tout à fait guérie, au moins considérablement soulagée. — Depuis cette époque, nous n'avons pas vu cette dame; on nous a dit que sa guérison s'était complétée au bout de deux mois. Mais, il faut le reconnaître, le traitement suivi à Niort avant sa venue à Bilazais avait parfaitement disposé Mme G. à recevoir l'influence des eaux.

(1) Nous avons observé ceci, c'est qu'une seule saison, quand elle guérit, est souvent insuffisante pour préserver de récidives.

14e obs.— *Laryngite, vice darteux.* — M. C., chevalier de St-Louis, âgé de 65 ans, d'un tempérament nerveux et lymphatique, était affecté d'une maladie chronique du larynx attribuée à un vice herpétique; en sa qualité d'ancien militaire, il avait été envoyé à Baréges en 1839, où les eaux lui avaient fait beaucoup de bien. — En 1840, M. C. s'est rendu à Oyron prendre celles de Bilazais, et sa guérison s'y est complétée. — Nous voyons très-souvent ce malade dans le monde. — Sa guérison ne s'est pas démentie un instant.

15e obs. — *Dartre répercutée. — Surdité. — Guérison.* — Mme G. est une femme délicate, à tempérament nervoso-lymphatique; elle est âgée d'environ 35 ans. Dans son enfance, elle a eu beaucoup de gourmes; même après l'âge de puberté, il lui était resté une légère dartre derrière les oreilles, qu'on n'a pu faire disparaître que très-difficilement. Quelque temps après son mariage, cette dame est devenue sourde, et au bout de trois ans de cette infirmité, elle fut envoyée à Oyron prendre les eaux de Bilazais, pour se guérir d'une aménorrhée dont elle était atteinte. Au bout de trois semaines, Mme G. était moins sourde, et une éruption cutanée s'était développée sur le corps. Cette nouvelle maladie a été guérie plus tard par plusieurs saisons passées aux mêmes eaux. Nous avons suivi le traitement de cette maladie trois années de suite (1844, 1845, 1846). Aujourd'hui Mme G. entend parfaitement clair et n'a plus de dartres.

16e obs.— *Vomissements opiniâtres. — Maladie chronique de l'estomac. — Guérison.* — Mlle E., d'un tempérament éminemment nerveux, à l'âge de 23 ans, ne pouvait rien digérer, pas même du bouillon, pas même du lait. Chaque jour, elle vomissait la plus grande partie de ce qu'elle prenait, et restait rarement vingt-quatre heures sans avoir une ou plusieurs attaques d'hysterie effrayantes. Ce fut le 14 mars 1843 qu'on la sortit du lit pour me l'amener de Ruffec à Poitiers, et le lendemain je la vis pour la première fois. Elle était, à cette époque, dans un état de maigreur et de faiblesse difficile à dépeindre; nous n'osions rien entreprendre pour elle. Cependant les révulsifs eurent quelque succès, et un moxa placé le 15 septembre sur la région épigastrique avait produit un tel effet, que, vingt-quatre heures après, Mlle E. pouvait digérer quelques cuillerées de bouillon et une tasse de lait. Cette amélioration se soutint quelques mois, et même augmenta sensiblement : il est bon de noter qu'autour du moxa il s'était développé une éruption vésiculeuse très-abondante. Mlle E. partit à la fin d'octobre pour Ruffec, où ses amis et ses parents la croyaient guérie, parce qu'elle pouvait marcher sans l'aide d'un bras, et qu'elle pouvait digérer quelques aliments solides. Mais, au bout de deux mois, le moxa et les éruptions qu'il avait provoquées étaient desséchés; la guérison n'avançait plus, et la malade me revint le 30 mai 1844. Vingt jours après, je lui fis prendre une demi-tasse d'eau de Bilazais, le lendemain une tasse, et au bout de cinq jours elle en prenait deux tasses et demie sans en être fatiguée. Bientôt la peau, qui auparavant était sèche et aride, comme *parcheminée*, était souple et s'était un peu colorée au bout de dix jours de traitement; elle ressentit des picotements et de la chaleur par tout le corps; il survint un peu de sueur, ce qui n'avait pas eu lieu depuis bien des années, et enfin le cou et la poitrine se couvrirent, vers le seizième jour, d'une éruption dartreuse. Pendant ce temps-là les fonctions digestives s'étaient tellement améliorées, que le 1er septembre, quand Mlle E. quitta Poitiers, elle ne mangeait plus que du pain et de la viande de bœuf ou de mouton grillée. Pour moi, cette malade était en voie de guérison : il ne restait plus qu'à empêcher l'éruption cutanée de se répercuter, et pour cela elle n'avait qu'à aller une ou deux saisons à Bilazais même prendre les eaux sur place. Mais elle ne l'a pas fait, et l'affection cutanée a disparu, et Mlle E. est morte phthisique trois ans après.

17e OBS. — *Maladie de l'estomac due à un vice herpétique. — Guérison.* — Une autre jeune personne, de Poitiers, âgée de 19 ans, d'un tempérament éminemment lymphatique, avait aussi une affection de l'estomac qui lui occasionnait des vomissements fréquents, et la faisait beaucoup maigrir depuis près de dix-huit mois; durant son enfance, elle avait été très-sujette aux éruptions cutanées et aux gourmes du jeune âge. Quelques pommades résolutives ou astringentes, mais dont j'ai toujours ignoré la composition, avaient été mises en usage avec quelque apparence de succès. Après avoir essayé contre ces vomissements et ces douleurs d'estomac les moyens les plus rationnels qu'il est inutile d'énumérer ici, je me suis décidé, le 27 juillet 1847, à recommander l'eau de Bilazais transportée. La malade était alors très-faible. Une demi-verrée pendant quatre jours, coupée avec du lait; le 5e, le 6e et le 7e jour, une verrée entière et en deux fois (la malade a eu un peu de diarrhée pendant deux jours); deux verrées ont été prises les 8e, 9e, 10e et 11e jours. La diarrhée avait cessé, mais la peau était devenue le siége de démangeaisons assez ennuyeuses qui troublaient le sommeil, et le 15 août des éruptions nombreuses s'étaient développées sur les épaules et d'autres points du corps. La dose de l'eau fut diminuée peu à peu jusqu'au 22 août, jour où elle prit la dernière verrée. Pendant la première semaine du traitement, on ne remarqua aucun changement dans l'état de l'estomac; ce ne fut que le 12e jour qu'on crut pouvoir constater un peu d'amélioration.

Mais une semaine plus tard les digestions se faisaient sensiblement mieux; les douleurs étaient presque nulles, les spasmes et les envies de vomir fort rares. Deux mois après le commencement de l'usage des eaux, Mlle G. reprenait de l'embonpoint et digérait parfaitement bien les aliments choisis. Aujourd'hui, à part une petite dartre dont elle n'ose pas désirer la guérison complète, Mlle G. jouit d'une excellente santé.

18e OBS. — *Dartre ancienne.* — *Guérison apparente.* — Une paysanne de Ménigoutte (Deux-Sèvres) était atteinte d'une dartre opiniâtre depuis plus de sept ans. Les démangeaisons étaient tellement vives, que cette malheureuse n'avait pas un instant de repos depuis longtemps. Elle avait mis en œuvre toute sorte de remèdes sans obtenir de soulagement, et ne savait plus que faire, lorsque, sur le conseil de M. Léon de S., elle se détermina à venir à Bilazais. en 1844. Avant son voyage, elle s'était fait saigner, elle avait bu beaucoup de tisane rafraîchissante et s'était purgée. Cette femme, qui logeait chez l'adjoint de M. le maire, s'est parfaitement bien trouvée de l'effet des eaux, qu'elle avait le soin d'aller prendre à la fontaine tous les matins avant son bain : les écailles dartreuses, après s'être renouvelées plusieurs fois, ont disparu complétement; tous les symptômes, après avoir acquis une plus grande intensité les premiers jours, se sont amendés d'eux-mêmes, et dès le quinzième bain la malade ne souffrait presque plus, et le sommeil était parfait. A la fin d'août, c'est-à-dire au 25e ou 26e jour, des cicatrices légères avaient pris la place des croûtes.

19e OBS. — *Dartre aiguë.* — *Eau prise d'emblée.* — *Exaspération et accidents inflammatoires.* — Mme C., des environs de Niort, d'un tempérament nerveux et sanguin très-prononcé, âgée de 45 à 46 ans, avait été envoyée, à la même époque, à

Oyron prendre les eaux de Bilazais : elle était atteinte d'une dartre encore aiguë. Le visage était rouge et le pouls dur et fréquent, etc.; mais, pour ne pas perdre de temps, elle ne voulut pas se faire saigner; elle prit les eaux d'emblée et s'est fort mal trouvée de cette marche. En effet, une fièvre inflammatoire n'a pas tardé à s'emparer d'elle ; les éruptions dartreuses se sont développées plus actives et plus étendues; force a bien été d'arrêter le traitement, et Mme C. s'est rendue chez elle fort souffrante ; de là elle est allée à Paris suivre un traitement. Depuis cette époque, elle est morte (en 1847, je crois). J'ignore si elle n'avait pas fait répercuter l'affection dartreuse qui l'affligeait, d'autant plus qu'elle avait envahi la figure, et que Mme C. avait été jolie femme.

20e et 21e obs.—*Tumeur blanche. — Ankilose. — Guérison.* — Mlle Al. est venue, en 1846, à l'âge de 10 ans, pour user des eaux de Bilazais, que nous lui avions conseillées sous forme de bains et de douches. Cet enfant avait une tumeur blanche et une ankilose au genou. Le membre était un peu raccourci par la flexion permanente; du reste, point d'inflammation. — Il n'y survenait de douleurs qu'à la suite de la marche ou de la fatigue. A la fin de son traitement, suivi à l'hospice d'Oyron, il n'y avait point d'amélioration très-sensible. Ce ne fut que quelques mois plus tard que la marche est devenue facile, et que le genou a repris toute la mobilité désirable. Aujourd'hui, cette jeune personne est parfaitement guérie, et, à la voir marcher, on ne peut pas soupçonner qu'elle a été malade.

Un de mes amis, à la suite d'une fracture, avait une ankilose au coude; il a été envoyé à Bilazais : l'eau, sous forme de douches, a rendu au membre malade toute la souplesse désirable.

22e OBS. — *Rhumatisme avec œdème.* — *Guérison.* — Mme B., d'un tempérament lymphatique, âgée de 56 à 58 ans, était atteinte de rhumatisme depuis plusieurs années. Quand nous la vîmes pour la première fois (juillet 1844), à l'hospice d'Oyron, elle avait un des membres pelviens excessivement enflé, faible et comme œdématié; du reste, il n'était pas douloureux. Dès la fin de la saison, elle était beaucoup mieux, et en 1845 elle est venue compléter sa guérison. Aujourd'hui tout se maintient dans l'état normal.

23e OBS. — *Sciatique rhumatismale.* — *Guérison.* — En 1831 ou 1832, M. C., réfugié espagnol, avait eu des douleurs de rhumatisme dont les eaux des Pyrénées avaient triomphé. — Depuis quelques années, il avait été repris de ces mêmes douleurs suivant la direction du nerf sciatique, et en 1845 il était tellement affaibli, qu'à peine pouvait-il rester vingt minutes debout. Après avoir suivi le traitement préparatoire recommandé, il se rendit prendre les eaux de Bilazais. Les premiers bains ont réveillé chez lui la douleur; il sentait, disait-il, comme des courants d'eau chaude qui lui parcouraient le membre malade; mais, dès le neuvième bain, cette excitation artificielle s'était modérée, et M. C. pouvait faire une promenade de plus d'une heure sans en être fatigué. Après cette saison de 1845, cet officier a pu reprendre ses occupations de commis voyageur. Nous l'avons vu plus tard passer à Poitiers : sa guérison ne s'était pas démentie.

24e OBS. — *Affection herpétique.* — *Goutte.* — *Amélioration remarquable.* — M. M., âgé de 76 ou 77 ans, est goutteux depuis longtemps; de plus, il est atteint d'une affection herpétique pour laquelle il a été envoyé prendre les eaux en

1841 pour la première fois. — Il s'en est parfaitement bien trouvé, non-seulement pour la maladie de la peau, mais aussi pour son affection goutteuse, dont les accès, à partir de ce moment, ont eu une intensité décroissante; et l'on sait que, dans l'ordre ordinaire, c'est l'inverse qui a lieu chez les goutteux. M. M. a été tellement frappé de ce changement, qu'il ne manque jamais, depuis cette époque, de venir faire aux eaux ce qu'il appelle sa provision de santé. Chaque traitement de tous les ans a pour résultat de faire suinter pendant quelques jours les portions de la peau anciennement malades, et de faire sortir au dehors de ces petites concrétions que présentent les articulations des goutteux. Un autre fait qu'il est bon de consigner aussi, c'est que M. M. porte un catarrhe chronique : la toux et l'expectoration sont un peu augmentées les premiers jours de chaque traitement ; ce phénomène a lieu surtout pendant qu'il est dans le bain; du reste, au bout de très-peu de temps, il en ressent du soulagement.

25e OBS. — *Rhumatisme goutteux.* — *Guérison apparente.* — Mme D., de Saint-Maixent, d'un tempérament plutôt lymphatique que sanguin, âgée d'une quarantaine d'années, était venue, en 1843, à l'hospice d'Oyron, prendre les eaux pour un rhumatisme goutteux. Elle avait alors les extrémités supérieures très-enflées et affaiblies; elle ne pouvait pas couper elle-même son pain ; ses doigts étaient encore comme œdématiés. Au bout de vingt jours de traitement, tout était rentré dans l'ordre, et elle se servait elle-même avec la plus grande aisance. Je ne sache pas que cette guérison se soit démentie.

26e OBS. — *Rhumatisme.* — *Guérison.* — Une autre personne de Thouars, Mme P., âgée de 48 à 50 ans, atteinte d'un rhumatisme chronique, était venue prendre les eaux à Bilazais à la même époque. Après avoir vu des douleurs anciennes s'exaspérer un peu dans les premiers jours du traitement, elle a pu s'en aller guérie au bout de trente bains. L'estomac de cette dame n'avait pas pu supporter l'eau en boisson.

27e OBS. — *Pustules dartreuses. — Rhumatisme. — Guérison temporaire.* — Mme D., de Poitiers, tempérament lymphatique, avait des pustules nombreuses suppurantes dans toute l'étendue du cuir chevelu, avec un prurit quelquefois insupportable. Cette maladie prenait tous les jours une nouvelle extension et gagnait peu à peu le visage et d'autres parties du corps. — Mme D. souffrait aussi de quelques douleurs rhumatismales vagues. Après avoir fait, sous la direction de son médecin, usage d'un traitement dépuratif durant le printemps de 1839, elle fut envoyée prendre les eaux de Bilazais. — L'année suivante, elle y est retournée, et en est revenue tout à fait guérie de cette double maladie. Cependant nous devons ajouter, pour être complétement dans le vrai, que, depuis deux ans, Mme D. éprouve de nouveau des douleurs vagues de rhumatisme qui pourront bien nécessiter chez elle un nouveau traitement par les eaux.

28e OBS. — *Dartre squammeuse chez un vieillard. — Guérison.* — M. D. de F., âgé de 75 à 76 ans, était depuis longtemps couvert par tout le corps d'une tartre squammeuse excessivement intense. Sur le conseil du docteur de la Marsonnière, de Poitiers, il s'est rendu prendre les eaux de Bilazais : quatre saisons ont suffi pour lui enlever cette affreuse maladie, qui le rendait un sujet de dégoût pour tous ceux qui l'approchaient. Ce même malade m'a souvent dit aux eaux qu'il se sentait d'autant plus heureux, que, depuis son dernier traitement, il ne se ressentait plus de douleurs rhumatismales, qui auparavant le visitaient fort souvent.

29e OBS. — *Dartre et prurigo chez un enfant scrofuleux. — Amélioration marquée.* — Un jeune Espagnol avait le corps dans un état pitoyable : il était recouvert de la tête aux pieds d'une affection herpétique avec des démangeaisons si vives, qu'il se déchirait avec ces ongles la nuit comme le jour. En 1848, il fut envoyé à l'hospice d'Oyron pour y prendre les eaux de Bilazais. Vers la fin du traitement, que nous avons surveillé avec soin, il s'est développé une fièvre intermittente tierce que nous avons voulu respecter. Dès le quatrième accès, une modification sensible s'était manifestée dans la maladie de la peau ; les démangeaisons étaient supportables. Ces accès de fièvre ont été quelquefois très-violents, mais ils ont fini par s'adoucir et s'user d'eux-mêmes au bout de quelques semaines. — Trois mois après, la maladie cutanée était presque complétement guérie. J'ai perdu cet enfant de vue, ses parents ayant quitté le Poitou.

30e et 31e OBS. — *Dartre. — Rhumatisme. — Amélioration.* — Mme N., de Rochefort, d'une petite stature et d'un tempérament nervoso-sanguin, à la suite d'une couche très-pénible, n'avait pu nourrir et n'avait pris aucun souci de son lait. Au bout d'un an, elle fut couverte d'une éruption dartreuse par tout le corps, et principalement sur les cuisses, avec des démangeaisons insupportables. Elle vint prendre les eaux de Bilazais après avoir essayé une foule de remèdes tous moins efficaces les uns que les autres. Après s'être préparée à l'hospice d'Oyron par quelques tisanes délayantes et un purgatif salin, elle a pu commencer le traitement des eaux et en bains et en boissons. Au bout de trente jours, je la fis cesser, car elle était en quelque sorte saturée des effets de la médication minérale ; elle eut même un accès de fièvre qui à Rochefort prit le caractère intermittent et ne se termina qu'au bout de quelques mois par une éruption nombreuse de furoncles. En 1848, Mme N. revint prendre les eaux; un changement notable s'était opéré en elle; sa maladie cutanée était réduite des neuf dixièmes, et, dans sa reconnaissance pour Bilazais, elle s'était fait accompagner de son mari, qui était atteint d'un rhumatisme goutteux; mais comme chez ce nouveau malade il y avait encore beaucoup d'éréthisme, la médication des eaux ne put pas être supportée, car, au bout d'une quinzaine de jours, il fut pris aussi lui d'accès de fièvre violents : il m'a fallu les rendre moins intenses au moyen de préparation de quinquina; mais ils ont duré tout l'hiver suivant. Néanmoins, comme nous l'avions espéré, M. N. a repris une brillante santé, et depuis longtemps il fait son service d'officier de marine.

Ces sortes de crises, occasionnées par l'action quelquefois trop excitante des eaux, sont assez fréquentes et ont besoin d'être bien surveillées. Nous allons en citer de nouvelles preuves.

§ IV.

32e OBS. — *Rhumatisme. — Eaux prises d'emblée. — Fièvre.* — Mme de C., âgée de 55 ans environ, d'un tempérament sanguin et surtout nerveux, très-irritable, avait été envoyée en 1843 à l'hospice d'Oyron pour des rhumatismes; mais elle n'avait pas voulu se soumettre au régime préparatoire qui est toujours conseillé (bouillons rafraîchissants, etc.). Au bout de six bains, elle a été prise d'un accès de fièvre avec diarrhée et tous symptômes d'un état inflammatoire général.

33e OBS. — *Rhumatisme. — Hypertrophie d'un membre.* —

Eaux prises d'emblée. — Accidents. — A la même époque, M. de la B., de Poitiers, d'un tempérament nerveux et sanguin à la fois, qui, les années précédentes, s'était si parfaitement trouvé de l'usage des eaux de Bilazais pour une cuisse et une jambe hypertrophiée et tourmentée de rhumatismes, était venu pour la troisième fois en 1847; mais comme il se trouvait assez bien portant, et qu'il ne voulait prendre les eaux que par reconnaissance, disait-il, il avait cru pouvoir négliger les précautions dont il avait usé les années précédentes (saignée, bouillons rafraîchissants, etc.).

L'estomac ne tarda pas à se prendre; les symptômes d'une fièvre inflammatoire se développèrent, et ne cédèrent que devant l'emploi de moyens antiphlogistiques les plus actifs.

34e OBS. — *Dartre. — Poitrine faible. — Accidents. — Amélioration.* — Mme G., des environs de Jonzac, d'un tempérament nerveux très-impressionnable, âgée d'environ 28 ans, et d'une constitution très-délicate, avait été envoyée prendre les eaux pour une affection herpétique, légère du reste. Le traitement fut commencé d'emblée et sans préparation aucune. Au bout de quelques jours, il nous a fallu le faire suspendre pour la saigner, les symptômes d'excitation se montrant imminents. Plus tard, du reste, Mme G. a repris les eaux avec succès; mais comme elle avait la poitrine très-délicate, nous l'avons engagée à ne plus revenir et à aller désormais aux eaux de Bonnes.

35e OBS. — *Aménorrhée avec disposition anévrismatique.— Mauvais effet des eaux.*—Une religieuse de la Miséricorde de Poitiers, sœur St-L., avait été envoyée prendre les eaux à l'hospice pour guérir d'une aménorrhée opiniâtre. Cette malade, d'un tempérament sanguin, n'a pu supporter le traitement, qui avait excité en elle des palpitations violentes avec des symptômes de congestion active du côté du cœur et de la poitrine, qui ont été combattus avec succès par les moyens indiqués en pareil cas. Cette religieuse en a été fort longtemps très-malade.

36e OBS. — *Sueurs immodérées. — Anémie générale. — Mieux. — Imprudences et accidents.* — Mme P., religieuse supérieure de l'hôpital de R., était dans un état d'anémie générale et souffrait depuis longtemps de l'estomac; elle avait des sueurs qui l'épuisaient. Nous lui avions conseillé les eaux de Bilazais en 1847. Dans les premiers jours, elle se trouvait parfaitement bien de ce nouveau traitement; l'appétit revenait, le sommeil aussi. Enfin, l'état général des forces était satisfaisant; tout lui promettait une guérison prompte; mais elle ignorait que, durant l'effet des eaux, on est toujours plus sensible aux vicissitudes et aux changements de l'atmosphère. S'étant fatiguée, et surtout s'étant exposée à la fraîcheur du soir après avoir eu chaud, Mme P. est devenue fort souffrante; il lui a fallu abandonner les eaux pour se rendre à R., où elle est restée malade plus d'un mois.

37e OBS. — *Vice herpétique ancien. — Eaux prises d'emblée. — Accidents.* — M. L., conseiller à la Cour d'appel de P., s'étant bien trouvé des eaux de Bilazais, y retourna en 1848 et les reprit d'emblée, croyant pouvoir se dispenser des précautions prises l'année précédente; en outre, ce malade eut l'imprudence d'en boire à des doses très-fortes (7 à 8 verrées par jour). Il ne tarda pas à tomber gravement malade, et il a fallu combattre avec énergie des symptômes généraux inflammatoires qui nous ont donné de sérieuses inquiétudes à l'hospice d'Oyron, et dont il s'est ressenti plus de six mois. Dès le principe, le foie, chez ce malade, nous avait paru dans un état pathologique.

38e OBS. — *Eaux prises à trop fortes doses. — Accidents.* — Mme ***, de Châtellerault, était, à la même époque, dans le même établissement pour un vice herpétique fort ancien. Elle avait pris, avant de faire usage des eaux, toutes les précautions voulues; mais, comme elle prétendait ne rien ressentir de l'action des eaux, elle se mit aussi à en faire abus; elle en buvait le matin quatre à cinq verres à jeun, et en mangeant, peut-être autant. Mme *** a été extrêmement malade; des phénomènes inflammatoires se sont développés d'abord sous formes rémittentes; puis enfin la maladie prit un caractère continu qui nous inspira, ainsi qu'à sa famille, les craintes les plus sérieuses. Nonobstant, cette malade est revenue prendre les mêmes eaux l'année suivante; elle en a usé plus modérément et n'a pu que s'applaudir de sa constance. Mme *** y est encore aujourd'hui, et comprend parfaitement qu'elle aurait eu tort de reprocher à ce médicament le mauvais usage qu'elle en avait fait.

39e, 40e et 41e OBS. — Comme exemple des dangers que courent ceux qui s'obstinent à abuser des eaux de Bilazais et à les prendre sans discernement et sans précautions, je dois citer trois événements qui ont jeté la consternation dans le pays en 1828, et le deuil dans trois familles fort recommandables.

1er *Fait.* — M. L., ingénieur en chef du département de la Vienne, sur le conseil du docteur B..., de Poitiers, s'était rendu à Bilazais pour une affection herpétique fort ancienne. Ce malade, sans tenir compte des avis qui lui avaient été donnés, ne voulait s'astreindre à aucun régime, à aucune précaution hygiénique, et buvait jusqu'à trois litres d'eau par jour. Il fut pris au milieu de son traitement d'accidents inflammatoires généraux qui lui donnèrent à peine le temps de se rendre dans sa famille à Poitiers, où il mourut peu de jours après.

2e *Fait.* — M. R., président du tribunal de Bressuire,

était à la même époque à Bilazais, faisant les mêmes écarts de régime. Comme lui, il prolongeait ses bains outre mesure et buvait beaucoup d'eau, s'exposant également à la fraîcheur du soir et à l'humidité des nuits, ne se privant de rien enfin de ce qui peut flatter les goûts d'un homme habitué au confortable de la vie.

Des phénomènes inflammatoires, dont les viscères abdominaux, puis l'encéphale furent le siége, se développèrent bientôt, et il paya de sa vie ses imprudences.

5ᵉ FAIT. — M. T., maire de Parthenay, était également en 1828 à prendre les eaux de Bilazais : il en usait absolument comme MM. L. et R., et tomba aussi lui malade pour ne plus se relever. Le médecin qui lui a donné les derniers soins m'a dit qu'avant de mourir, M. T. avait présenté des signes d'inflammation dans tout le derme et les viscères abdominaux.

§ V.

42ᵉ OBS. — *Maladie de foie. — État anémique remarquable. — Guérison.* — Mˡˡᵉ E., âgée de 55 à 58 ans, d'un tempérament lymphatique et nerveux, habitait Poitiers depuis peu de temps ; à la suite d'une fièvre grave continue (typhoïde), elle fut atteinte, en février 1842, d'une hépatite qui résista au traitement le plus rationnel et le plus énergique en même temps. Après avoir inspiré à ses proches les craintes les plus sérieuses, notamment en janvier 1843, l'état de souffrance de cette malade s'exaspéra, le 25 février suivant, à un tel point, que je crus tout d'abord à un épanchement dans l'abdomen et à une mort imminente probable. Mais heureusement le foyer purulent, dont j'avais soupçonné l'existence depuis plusieurs jours, avait trouvé une issue dans l'intestin (arc du colon sans doute), qui avait dû contracter des adhérences avec la portion du foie qui lui était contiguë. En effet, le lendemain et surlendemain (26 et 27 février), après avoir reçu des lavements émollients, la malade rendit du pus dans lequel on distinguait des matières caséeuses, comme on en voit quelquefois dans certains kystes. Les selles présentèrent encore les mêmes caractères les jours suivants, mais d'une manière moins prononcée. On crut remarquer également que le côté droit était moins volumineux que les jours précédents.

Le trouble produit par une semblable secousse se calma peu à peu, et Mlle E. se sentait bien mieux depuis quelques jours, lorsque, vers la fin de mars, des accidents semblables à ceux de février se développèrent et furent suivis des mêmes effets. Toutefois ils avaient été précédés quelques jours à l'avance d'un gonflement et d'une sensibilité plus grande dans l'hypocondre droit. Cette crise fut un peu moins longue et moins orageuse que la première; néanmoins elle ne fut pas exempte de danger. Ces phénomènes se sont renouvelés dix à douze fois dans le cours de la maladie, mais toujours avec moins d'intensité à chaque nouvelle fois.

Durant le traitement, de nombreux moxa ont été appliqués sur la région du foie, et la malade en a retiré des avantages sensibles, moins surprenants pourtant que des eaux de Bilazais, où elle fut transportée pour la première fois le 31 juillet 1843.

Les dames religieuses de l'hospice d'Oyron et les autres personnes qui se trouvaient dans cet établissement à cette époque n'ont pas oublié les impressions dont elles furent saisies à la vue de cette pauvre malade qui n'avait même pas assez de force pour se tenir sur ses jambes. Eh bien, au bout de 13 ou 14 bains, qui furent pris en 30 jours, Mlle E pouvait marcher et faire une centaine de pas ; le 15 septembre, après son retour des eaux, elle fit un petit voyage à St-Maixent pour visiter des amis et des parents qui l'avaient crue morte.

Mlle E. est allée à Oyron prendre les eaux de Bilazais encore cinq ans, et depuis plus de deux ans elle se porte bien. Chez cette malade, les bains ont produit, les trois premières années surtout, et assez promptement, une augmentation de toutes les sécrétions, et un véritable travail critique allant jusqu'à la fièvre dès qu'elle essayait d'en prendre plus de 4 à 5 jours de suite : comme chez presque toutes les personnes qui les supportaient bien, les eaux, chez cette malade, ont toujours provoqué un mouvement vital très-marqué, et ont amené plusieurs fois des crises à la suite desquelles elle rendait du pus par les selles. Mlle E. n'a presque pas pris d'eau à l'intérieur ; elle ne pouvait pas la supporter en boisson.

Sans doute, ce ne sont pas les eaux qui méritent tous les honneurs de la guérison ici, puisque nous avons employé, concurremment avec elles, une médication des plus actives (1) ; mais nous croyons bien fermement que sans cet auxiliaire puissant Mlle E. aurait succombé, ou, pour le moins, serait encore malade. Les docteurs Chevallier et de la Marsonnière, qui l'ont vue avec nous, le pensent aussi eux.

43e et 44e OBS. — *Scrofules au dernier degré. — Effets remarquables des eaux.* — Tous les buveurs qui se sont succédé depuis 1844 à l'hospice d'Oyron doivent se rappeler y avoir vu un jeune pensionnaire qu'on nommait le *petit Arthur*. A

(1) Durant le cours de la maladie, nous avons posé sur l'hypocondre droit et l'épigastre successivement, deux cautères volants avec la poudre de Vienne, vingt-cinq moxas avec l'agaric, sans parler d'un séton, de rubéfiants, de vésicatoires volants et des scarifications sans nombre.

son arrivée dans cet établissement, cet enfant était pour ses proches eux-mêmes un objet de dégoût. Son cou n'offrait qu'une surface recouverte d'ulcères (humeurs froides) ; les bras, les jambes et les pieds étaient également malades. Il était alors âgé de 7 ans, il ne pouvait pas marcher, et il fallait le porter partout où il avait besoin d'aller : on ne pensait pas que cet enfant pût vivre longtemps, ou du moins nous le croyions absolument incurable.

Après un an de séjour à l'hospice, où il buvait de l'eau de Bilazais à tous ses repas, sa constitution s'était fortifiée : il marchait avec des béquilles. Plus tard, les tissus se sont modifiés, les plaies ont changé d'aspect, plusieurs se sont cicatrisées peu à peu ; des portions d'os à l'articulation du coude et à l'articulation tibio-tarsienne sont tombées nécrosées, et aujourd'hui le *jeune Arthur* ne porte plus que des cicatrices, traces indélébiles de la première affection. Voilà bientôt dix mois qu'il a quitté l'hospice d'Oyron, où il était resté six années consécutives (du 30 octobre 1843 au 6 octobre 1849). Il est depuis cette époque à Loudun, élevé chez les frères de St-Laurent, où il se livre aux mêmes exercices que tous les enfants de son âge ; il fait avec eux, aux jours de promenade, des courses quelquefois fort longues sans en éprouver plus de fatigue que les autres. Il ne se sert pas de bâton et ne boite pas d'une manière sensible. En un mot, le petit Arthur P. est guéri. Nous l'avons vu dernièrement à sa pension, et nous avons prié le directeur de conseiller aux parents de faire boire encore de l'eau de Bilazais à cet enfant, parce que nous avons cru remarquer qu'une de ses cicatrices avait besoin d'être consolidée.

C'est surtout en boisson que cet enfant a usé des eaux ; il a pris très-peu de bains, peut-être une vingtaine à chaque saison. Dans ces cas de scrofules, les influences d'une bonne hygiène, et surtout de la puberté, produisent tous les jours des effets remarquables, nous le savons ; mais là elles auraient été insuffisantes, c'est notre conviction ; et cette guérison nous a paru si surprenante, qu'en vérité, nous aurions peut-être hésité à la rapporter, si nous n'avions trouvé son pendant dans celle de cet enfant de Thouars, et dont fait mention le journal des *Affiches et annonces du Poitou* de l'année 1775.

— En ce moment (juillet 1850), un homme tout scrofuleux, le nommé Bouet (Louis), des environs de Thouars, prend les eaux de Bilazais. Après être resté longtemps à l'hospice de Thouars, il avait été évacué comme soldat sur celui de Niort ; là, on lui avait délivré son congé de réforme. Bouet a le genou plus gros que la tête, et l'articulation est ankylosée ; il porte sur différentes parties du corps un grand nombre de ces cicatrices sur la nature desquelles un praticien ne se trompe pas : il existe encore à la partie externe du genou malade, au niveau de la tête du péroné, une ulcération fistuleuse qui, depuis les douches et les bains, s'est ranimée et suppure davantage. Du reste, ce malheureux ne marche qu'avec beaucoup de peine, et à l'aide de béquilles. Avant que d'être soumis au traitement des eaux, il mangeait peu et n'avait pas de sommeil, et voilà, depuis quelques jours, qu'il commence à reposer la nuit, et que l'appétit lui est revenu. Tout fait espérer que Bouet trouvera, cette année, non pas la guérison, mais au moins une grande amélioration dans sa santé.

45e et 46e OBS. — *Chlorose. — Guérison.* — Mlle B., âgée de 21 ans, d'un tempérament lymphatique, était mal réglée depuis plus d'un an ; elle était pâle et quelquefois comme bouffie ; les jambes étaient enflées, puis son appétit était capricieux ; des palpitations étaient provoquées par la marche ou la fatigue même légère. Au bout de seize bains, tous ces symptômes s'étaient amendés; l'appétit était devenu plus régulier; la gaîté et l'enjouement renaissaient comme par enchantement, et, peu de jours après, il a fallu discontinuer le traitement; les règles étaient revenues, et d'une manière fort convenable. A partir de cette époque (1846), Mlle B. s'est bien portée.

— Mlle L., âgée de 26 à 27 ans, institutrice, sans être dans un état aussi fâcheux, présentait des symptômes de même nature; elle était presque anémique et atteinte d'une dysménorrhée qui tous les mois la faisait cruellement souffrir au moins durant trente-six heures, et souvent plus longtemps. Mlle L. a pris les eaux de Bilazais en bains et en boisson, et s'en est parfaitement bien trouvée.

Nous aurions pu rapporter un plus grand nombre d'observations, mais à quoi bon? Celles-ci sont plus que suffisantes pour mettre en relief les vertus curatives des eaux de Bilazais.

Nous nous sommes montré peu jaloux de suivre les errements de ceux de nos confrères qui ne citent jamais que des succès obtenus. C'est que nous avons pensé qu'un médecin, quand il parle d'un agent médicamenteux, doit en faire connaître toutes les propriétés bonnes et mauvaises; s'il passe sous silence les dangers qui en accompagnent l'usage, il commet plus qu'une inexactitude; et, dans ce cas, la faute est d'autant plus digne de blâme, que celui qui la commet exerce, par sa position, une autorité morale plus grande. Du reste, pour qui sait exploiter cette mine si riche, les insuccès sont aussi profitables à la science que les cas les plus heureux, les cures les plus brillantes.

On peut tirer des observations 32, 33 et suivantes des enseignements précieux : plusieurs de ces malades auraient fini peut-être par succomber, s'ils avaient continué le traitement minéral, ou même s'ils n'avaient pas été secourus à temps; et la fin malheureuse des n°s 39, 40 et 41 vient là prouver, de la manière la plus péremptoire, que nous avions raison de dire que ces eaux, loin d'être innocentes, étaient parfois extrêmement dangereuses, et qu'il n'était pas indifférent de les administrer dans telles ou telles conditions, dans telle ou telle période d'une même maladie.

Que si maintenant nous laissons de côté pour un instant ce point attristant de notre sujet, pour reporter nos regards sur les autres observations que nous venons de rapporter, nous trouvons la contre-partie aussi consolante qu'instructive. M. G., sujet de l'observation 10e, pour avoir pris les eaux d'emblée et sans préparation aucune, la première année, s'en était aussi lui trouvé fort mal. Les deux années suivantes, il y a mis plus de prudence, et il se félicite tous les jours de ne s'être pas laissé décourager par son premier essai.

Les observations 26, 25, 24 et 23, ont cela d'heureux qu'elles prouvent aux goutteux et aux rhumatisés qu'ils peuvent trouver à Bilazais, sinon une guérison toujours assurée, au moins de grands soulagements à leurs maux. Quant aux trois faits 15, 16 et 17, ils sont aussi eux remarquables, en ce qu'ils démontrent que la même affection peut revêtir des formes différentes, atteindre des organes différents, et par conséquent donner lieu à des maladies fort différentes par leurs symptômes : ici une gastrite ou une gastralgie, là une surdité, etc., et chez ces trois malades nous voyons le vice herpétique se révéler sous l'influence du même traitement. (*Naturam morborum ostendunt curationes.*)

Une autre conclusion à tirer encore de l'ensemble de nos observations, c'est que les eaux de Bilazais sont loin de favoriser les répercussions d'humeurs. On peut dire d'elles qu'elles sont *dépuratives.* En effet, et nous croyons l'avoir déjà dit, elles provoquent dans tout l'organisme un véritable mouvement d'élimination, qui se traduit par des picotements à la peau et des éruptions de toute nature, ou par des urines ou des sueurs plus abondantes, quelquefois même par de la diarrhée. A l'intérieur comme à l'extérieur, les eaux, quand elles passent bien, ont une action détersive dans toute l'acception du mot. Elles favorisent le retour des règles dévoyées et des hémorroïdes supprimées ; souvent, durant le traitement, les époques menstruelles sont devancées, et l'abondance de l'écoulement en est augmentée; les exutoires à demi taris sont ravivés et fournissent une plus grande suppuration ; le pouls devient plus actif et l'appétit meilleur ; enfin les organes affaiblis qui paraissaient frappés d'énertie reprennent leur énergie. Il y a une véritable augmentation dans la vitalité en général.

Mais les choses ne se passent pas toujours aussi bien : chez certains malades, la langue devient sèche, la peau également; chez d'autres, la bouche est amère ou pâteuse, l'appétit diminue ; il survient de la chaleur dans la poitrine ou l'estomac ; les urines sont plus rares ou restent les mêmes, les reins douloureux, etc. Dans tous ces cas-là, on dit que *les eaux ne passent pas.* Il faut en faire suspendre l'emploi au moins pendant quelque temps, et attendre des conditions plus favorables; autrement la fièvre ne tarderait pas à s'allumer plus ou moins grave. Nous avons vu cependant cette perturbation, inquiétante pour le moment, être suivie, quelques mois plus tard, d'une amélioration très-sensible, par exemple chez les sujets des observations 30 et 31.

Les eaux n'opèrent pas toujours immédiatement : il n'est pas rare que leur action reste toute une saison à l'état latent, pour ne se manifester que longtemps après ; aussi, pour connaître l'efficacité des eaux en général, ce sont ceux qui en ont usé, plutôt que ceux qui en prennent encore, qu'il faut interroger.

Pour opérer avec fruit, il faut que les eaux soient charriées dans toute l'économie, et comme le tube digestif est principalement chargé de cet office, il importe qu'il soit en bon état pour s'en acquitter convenablement. De là, l'habitude que nous avons de recommander aux personnes qui nous consultent de se rafraîchir avec des bouillons ou des tisanes appropriés, et de se purger quelques jours avant le traitement. Cette règle pourtant souffre de nombreuses exceptions. De même aussi, il est prudent à ceux qui sont d'un tempérament sanguin, irritable, disposé à constater des inflammations, il est prudent à ces personnes-là, disons-nous, de se faire saigner ; ce qui ne dispense pas des autres précautions.

Nous avons dit que les eaux de Bilazais excitaient un mouvement périphérique ou centrifuge des humeurs. Aussi, pour ne pas contrarier ce mouvement, toujours salutaire quand il a lieu, nous conseillons de ne prendre de bains que trois ou quatre jours après avoir commencé à boire.

La dose de l'eau à boire chaque jour varie suivant les personnes, suivant même la période du traitement. Autant que possible, nous la faisons prendre pure, sans aucune espèce de mélange, surtout si le malade est assez fort pour aller puiser lui-même à la fontaine ; mais certaines personnes ne peuvent pas la supporter ainsi ; elle pèse quelquefois sur l'estomac. Dans ces cas-là, on la coupe soit avec du lait chaud, soit avec une infusion de tilleul, ou toute autre boisson aromatique chaude.

Quand le buveur est dans de bonnes conditions, quand son estomac nous paraît bien disposé, nous lui recommandons, à l'habitude, de débuter par deux tasses pendant les trois premiers jours; du 4e au 7e, nous en faisons prendre trois; du 8e au 12e, quatre; puis on diminue progressivement la dose : ainsi, du 13e au 16e jour, on ne prend plus que trois tasses; du 17e au 19e jour, deux, et enfin le 20e et le 21e jour, une seule. La tasse doit tenir à peu près un quart de litre, mais pas davantage. L'eau prise au bassin lui-même a bien plus d'efficacité que celle qui a été puisée la veille ou même quelques heures à l'avance, surtout si elle a été transportée sans précaution. Il convient de mettre une demi-heure d'intervalle entre chaque dose.

Les bains doivent être pris, autant que possible, dans la matinée et avant déjeuner; ils ne doivent pas avoir plus d'une heure ou cinq quarts d'heure de durée. Au sortir de la baignoire, il faut s'aller mettre dans un lit chaud et y passer au moins une heure. 18 à 20 bains suffisent pour le traitement d'une saison.

Ce n'est pas le tout de savoir conseiller les eaux aux malades, il faut aussi savoir les leur défendre quand elles peuvent leur nuire. Voici les règles sur lesquelles nous basons notre manière de faire : Nous savons que les organes malades sont toujours plus aptes que le reste de l'organisme à *absorber*, qu'on nous passe le mot, l'excitation minérale; aussi, dans tous les cas de phlegmasie aiguë ou de disposition anévrismatique, toutes les fois qu'un malade présente des signes non douteux d'éréthisme nerveux ou sanguin, soit du côté de la tête, soit du côté des voies digestives ou de la poitrine, nous proscrivons d'une manière absolue les eaux de Bilazais, à moins donc que nous n'ayons de fortes raisons pour croire à l'existence d'une maladie répercutée, herpétique ou autre.

L'efficacité des eaux de Bilazais est aujourd'hui bien démontrée et mise hors de conteste pour tout le monde. La

localité possède donc là une source de richesse pour elle, et un trésor pour l'humanité. Il y aurait injustice à priver plus longtemps les malades de tous les avantages qui peuvent en découler. Depuis plus de quatre-vingts ans, il a été question, pour la première fois, d'y créer un établissement. Tous les hommes compétents, amis de leur pays, en sentent et en proclament tous les jours le besoin ; l'an dernier encore, le conseil général, par l'organe d'un de ses rapporteurs, en a reconnu l'utilité... Mais, jusqu'ici, l'on s'est contenté de formuler des vœux toujours stériles, et pourtant nous ne cesserons de dire avec l'un des derniers préfets du département des Deux-Sèvres (1) : « S'il est reconnu que les eaux de Bilazais égalent
» en puissance curative celles qu'on est obligé d'aller cher-
» cher au loin, ne serait-ce pas un acte de bonne adminis-
» tration d'en rendre l'usage possible pour les habitants du
» pays ? S'il est démontré qu'elles peuvent contribuer au
» soulagement d'infirmités qui sont forcées d'y renoncer, en
» l'absence d'un établissement qui en facilite l'accès et
» se prête à toutes les exigences d'un traitement régulier et
» continu, n'est-ce pas du devoir de l'autorité de chercher
» enfin à faire cesser ces difficultés ? »

Poitiers, le 31 juillet 1850.

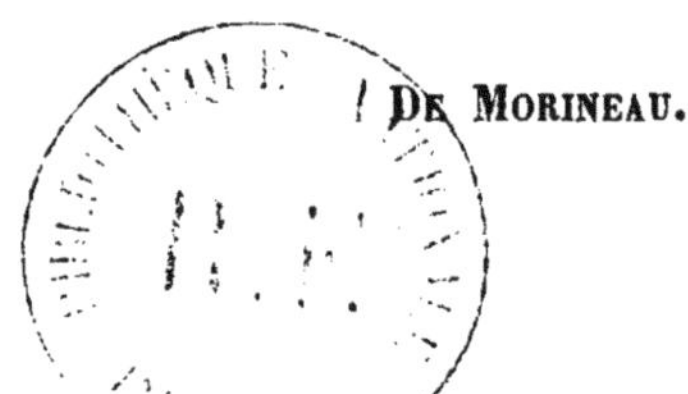

DE MORINEAU.

(1) M. Degouve-Denuncques, 1849. — Rapport au conseil général, page 153.

Poitiers. — Imprimerie de A. DUPRÉ.

www.ingramcontent.com/pod-product-compliance
Ingram Content Group UK Ltd.
Pitfield, Milton Keynes, MK11 3LW, UK
UKHW021949260726
13994UKWH00004B/1625